BEI GRIN MACHT SICH IHR WISSEN BEZAHLT

- Wir veröffentlichen Ihre Hausarbeit, Bachelor- und Masterarbeit

- Ihr eigenes eBook und Buch - weltweit in allen wichtigen Shops

- Verdienen Sie an jedem Verkauf

Jetzt bei www.GRIN.com hochladen und kostenlos publizieren

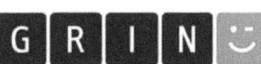

Stefan Schultz

Lösungsansätze bei der Pflege Demenzkranker in stationären Pflegeeinrichtungen

GRIN Verlag

Bibliografische Information der Deutschen Nationalbibliothek:

Die Deutsche Bibliothek verzeichnet diese Publikation in der Deutschen Nationalbibliografie; detaillierte bibliografische Daten sind im Internet über http://dnb.d-nb.de/ abrufbar.

Dieses Werk sowie alle darin enthaltenen einzelnen Beiträge und Abbildungen sind urheberrechtlich geschützt. Jede Verwertung, die nicht ausdrücklich vom Urheberrechtsschutz zugelassen ist, bedarf der vorherigen Zustimmung des Verlages. Das gilt insbesondere für Vervielfältigungen, Bearbeitungen, Übersetzungen, Mikroverfilmungen, Auswertungen durch Datenbanken und für die Einspeicherung und Verarbeitung in elektronische Systeme. Alle Rechte, auch die des auszugsweisen Nachdrucks, der fotomechanischen Wiedergabe (einschließlich Mikrokopie) sowie der Auswertung durch Datenbanken oder ähnliche Einrichtungen, vorbehalten.

Impressum:

Copyright © 2012 GRIN Verlag GmbH
Druck und Bindung: Books on Demand GmbH, Norderstedt Germany
ISBN: 978-3-656-65984-6

Dieses Buch bei GRIN:

http://www.grin.com/de/e-book/273618/loesungsansaetze-bei-der-pflege-demenzkranker-in-stationaeren-pflegeeinrichtungen

GRIN - Your knowledge has value

Der GRIN Verlag publiziert seit 1998 wissenschaftliche Arbeiten von Studenten, Hochschullehrern und anderen Akademikern als eBook und gedrucktes Buch. Die Verlagswebsite www.grin.com ist die ideale Plattform zur Veröffentlichung von Hausarbeiten, Abschlussarbeiten, wissenschaftlichen Aufsätzen, Dissertationen und Fachbüchern.

Besuchen Sie uns im Internet:

http://www.grin.com/

http://www.facebook.com/grincom

http://www.twitter.com/grin_com

„Lösungsansätze bei der Pflege Demenzkranker am Beispiel von stationären Pflegeeinrichtungen"

04. März 2012

Erstellt von:

Stefan Schultz

Inhaltsverzeichnis

Verzeichnis der Abbildungen und Tabellen	1
Verzeichnis der Abkürzungen	2

Kapitel 1

1.1 Einleitung	3 - 4
1.2 Methodisches Vorgehen	5

Kapitel 2

2.1 Was ist Demenz?	6 - 7
2.2 Wer kann erkranken und wie kann ich vorbeugen?	7

Kapitel 3

3.1 Statistik deutscher Pflegeheime (Stand 2009)	8 - 9
3.2 Demenzkranke in Deutschland	9 - 10
3.3 Herausforderungen und Pflegeprobleme	11 - 12
3.4 Ziele bei der Pflege von Demenzkranken	13 - 14
3.5 Lösungsansätze für die Pflege von Demenzkranken	
3.5.1 Ansatz nach Maslow	15
3.5.2 Ansatz nach Kitwood	15 - 17
3.5.3 Ansatz nach Böhm	17 - 18
3.5.4 Ansatz nach Orem	19 - 20

Kapitel 4

4.1 Reflexion der derzeitigen Situation in Pflegeheimen	20 - 21

Kapitel 5

5.1 Zusammenfassung und Empfehlung	21 – 22
Literaturverzeichnis	23 - 24
Verzeichnis der Interquellen und sonstigen Quellen	25

Verzeichnis der Abbildungen und Tabellen

- Abb.1: Anzahl der Pflegeheime nach Zuständigkeit
- Abb.2: Mitarbeiter in Pflegeheimen nach Geschlecht in %
- Abb.3: Bedürfnispyramide nach Maslow
- Abb.4: Grafik psychologischer Bedürfnisse nach Kitwood

Verzeichnis der Abkürzungen

ggf.   gegebenenfalls

vgl.   vergleiche

Abb.   Abbildung

O.V.   Ohne Verfasser

Kapitel 1

1.1 Einleitung

In Deutschland gibt es derzeit 11.634 Pflegeheime (Stand 2009) mit insgesamt 749.000 Pflegebedürftigen und 621.392 Mitarbeiterinnen und Mitarbeiter (vgl. destatis, 2012).

Die heutigen Pflegeeinrichtungen genießen überwiegend keinen guten Ruf mehr. Es wird von Zeitmangel, Personalmangel und fehlender staatlichen Unterstützung gesprochen. Nach der aktuellen Pflegereform sollen unter anderem gerade die Situationen für Demenzkranke verbessert werden (vgl. Bundesministerium für Gesundheit, 2012, S.1).

Die Tendenz an Pflegebedürftigen in Deutschland ist stark steigend und auch die Zahl der Menschen mit der Diagnose „Demenz" wird in den kommenden Jahren drastisch ansteigen.

Es gibt derzeit – aus Kostengründen – nur wenige Pflegeeinrichtungen, welche sich auf die Betreuung und Pflege von Demenzkranken spezialisiert haben.

Demenzkranke verändern sich in ihrem Wesen und Eigenschaften sehr stark. Bei ihnen verschwindet das Selbstwertgefühl und sie empfinden sich selbst als Versager in der Gesellschaft. Sie erfahren kaum Zuneigung und Liebe und fühlen sich dadurch weniger dazugehörig und liebenswert. Der Leidensdruck wächst (vgl. Grond, 2009, S.40).

Durch zu wenig Kenntnisse und Weiterbildungen des Pflegepersonals kommt es vermehrt zu Problemen in der Pflege mit Demenzkranken.

Die Hausarbeit beschäftigt sich mit dem Thema Demenz, den Herausforderungen im täglichen Umgang mit Demenzkranken in stationären Pflegeeinrichtungen und untersucht Gründe, die zu Problemen im Alltag führen können.

Ziel ist es Lösungsansätze zu erarbeiten, die Probleme im stationären Alltag mit Demenzkranken im Vorfeld verhindern und beseitigen sollen.

Folgende Fragen werden konkret beantwortet:

- Welche Gründen können zu Demenz führen und wie könnte man diesen entgegenwirken?
- Wo liegen die Herausforderungen für Pflegekräfte und Pflegeeinrichtungen in Bezug auf die stationäre Betreuung von Demenzkranken?
- Wie könnten entstandene Probleme behoben und dauerhaft gelöst werden?

Diese Hausarbeit konzentriert sich darauf, vor welchen Herausforderungen eine Pflegeeinrichtung bei der stationären Aufnahme von Demenzkranken steht.

Es werden Ansätze aufgezeigt, womit die Probleme in stationären Einrichtungen behoben werden könnten. Weiterhin werden Lösungsansätze erarbeitet, die den Umgang mit Demenzkranken in der stationären Pflege erleichtert.

Diese Hausarbeit soll dabei helfen, das Grundverständnis für das Thema „Demenz" und die Herausforderungen der Pflegeheime in unserer Gesellschaft zu fördern, sowie Anregungen zur Verbesserung von Problemen zu liefern.

1.2 Methodisches Vorgehen

Als erstes wird dargestellt, was Demenz eigentlich genau ist und es wird ein IST- Zustand erstellt, welcher aufzeigen soll wie die derzeitige Situation in den Pflegeheimen aussieht.

Hierzu zählen unter anderem die Anzahl der Pflegeheime, die Anzahl der Bewohner mit Demenz in diesen Einrichtungen sowie deren Pflegemethoden und Probleme, welche dort auftreten.

Hierzu wird primär mit Internetquellen gearbeitet, da gerade bei den Statistiken die Aktualität der Daten gewährleistet werden soll.

Danach werden die Probleme mit Demenzkranken in stationären Pflegeeinrichtungen beleuchtet, analysiert und anschließend Lösungsansätze erarbeitet.

Kapitel 2

2.1 Was ist Demenz?

> „Demenz die, durch Hirnschädigung erworbene Minderung von Intelligenz und Gedächtnis" (Brockhaus, 2000, S.180).

Diese Formulierung umschreibt sicher nur kurz und knapp die Krankheit Demenz. In vielen kleinen Schritten fängt das Gedächtnis an nachzulassen. Das Denkvermögen und die Verständigungsfähigkeit nehmen ab und auch die praktischen Alltagstätigkeiten fallen zunehmend schwerer.

Demenz kommt aus dem lateinischen und setzt sich aus den beiden Worten „men" (= Verstand) und „de" (= abnehmend) zusammen (vgl. Grohn, 2008, S.14).

Natürlich müssen geistige Veränderungen über einen längeren Zeitraum betrachtet und untersucht werden, bevor eine eindeutige Diagnose gefällt werden kann.

Durch die Demenz kann es bei den Betroffenen zu Halluzinationen kommen.

Die Krankheit kann sich auch auf die Gefühlslage auswirken. So können einige Betroffene sehr heiter und andere wiederum niedergeschlagen und antriebslos wirken (vgl. Sütterlin / Hoßmann / Klingholz, 2011, S.9).

Eine Demenz kann als Begleiterscheinung bei vielen verschiedenen Krankheiten vorkommen.

Die Alzheimerkrankheit ist jedoch mit ca. 60 - 70% die häufigste Ursache (vgl. Braas u.a., 2005, S.1).

An dieser Stelle soll nicht weiter auf die Alzheimer – Krankheit eingegangen werden, da dies den Rahmen der eigentlich Arbeit und Fragestellung überschreiten würde.

Man unterscheidet zwischen zwei großen Arten der Demenz:

- Fronto – temporale Demenz

    (Absterben von Nervenzellen in bestimmten Gehirnregionen)

- Vaskuläre Demenz

    (gestörte Durchblutung der Blutgefäße im Gehirn oder mehrere kleine Hirnschläge)

(vgl. Sütterlin / Hoßmann / Klingholz, 2011, S.10).

2.2 Wer kann erkranken und wie kann ich vorbeugen?

Die Vergangenheit hat gezeigt, dass die Wahrscheinlichkeit an einer Demenz zu erkranken ab dem 65. Lebensjahr steil ansteigt.

Menschen mit einer hohen Zahl von erkrankten Familienmitgliedern, müssen mit einer höheren Wahrscheinlichkeit rechnen, ebenfalls an Demenz zu erkranken.

Eine gesunde Ernährung, wenig Alkohol, nicht rauchen und viel Bewegung kann zumindest einen positiven Einfluss haben nicht an einer vaskulären Demenz zu erkranken. Weiterhin können bestimmte Nahrungsbestandteile wie Omega -3 – Fettsäuren positiven Einfluss haben. Hier sei jedoch gesagt, dass sich diese Aussagen nicht wissenschaftlich belegen lassen.

Demenz lässt sich bis dato nicht aufhalten und betrifft immer mehr Bürgerinnen und Bürger.

Ab einem bestimmten Stadium der Demenz können Menschen sich nicht mehr äußern ob sie Schmerzen haben oder es ihnen an etwas fehlt. Einfühlungsvermögen und menschliche Zuwendung sind besonders wichtig beim Umgang mit Demenzkranken Menschen (vgl. Sütterlin / Hoßmann / Klingholz, 2011, S.5ff.).

Kapitel 3

3.1 Statistik deutscher Pflegeheime (Stand 2009)

Es gibt in Deutschland insgesamt 11.634 Pflegeheime wovon 10.384 für vollstationäre Dauerpflege zuständig sind.

Der höchste Anteil der Pflegeheime befindet sich mit insgesamt 2232 in Nordrhein – Westfalen.

Niedersachsen hat mit 878 von insgesamt 1477 Pflegeheimen die höchste Anzahl an privat geführten Häusern (vgl. Pfaff, 2011, S.6).

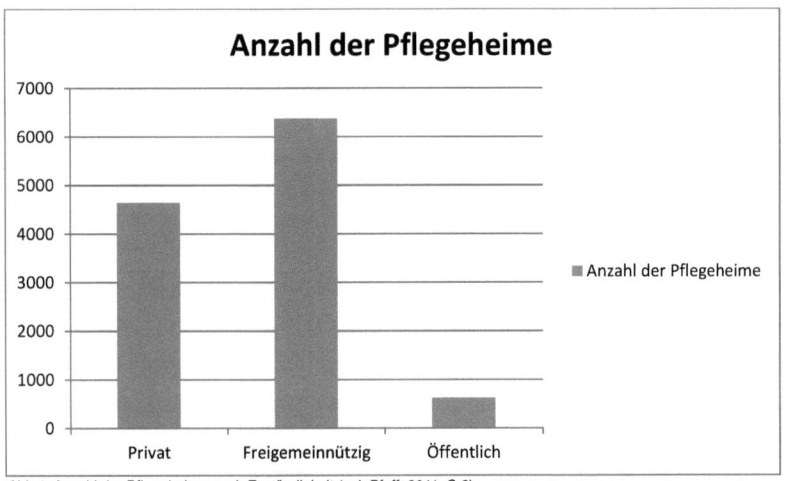

Abb.1: Anzahl der Pflegeheime nach Zuständigkeit (vgl. Pfaff, 2011, S.6).

In allen 11.634 Pflegeheimen werden insgesamt 845.007 Pflegeplätze zur Verfügung gestellt und davon 808213 für die vollstationäre Dauerpflege.

Auch hier ist wieder Nordrhein – Westfalen mit insgesamt 175.329 verfügbaren Pflegeplätzen auf dem ersten Platz. Andere Plätze neben der vollstationären Dauerpflege stehen der Kurzzeit-, Tages- und Nachtpflege zur Verfügung (vgl. Pfaff, 2011, S.6).

Bundesweit wurden 749.000 Pflegebedürftige – 75% Frauen – in Pflegeheimen versorgt, wovon wiederrum 700.000 in Form der vollstationären Dauerpflege.

Insgesamt sind es damit 4% mehr als noch im Jahr 2007 (vgl. Pfaff, 2011, S.7).

Natürlich könnten nun angenommen werden, wenn 845.000 Pflegeplätze mit 749.000 Pflegebedürftigen belegt sind, dass noch eine Differenz von 96.000 freien Plätzen besteht.

Hier ist zu beachten, dass alle Bewohner aus der Pflegestatistik 2009 ausgeschlossen wurden, welche mit Pflegestufe „0" eingestuft wurden.

Diese Bewohner unterliegen in der Regel einem Hilfebedarf unterhalb der Leistungsvoraussetzung der Pflegeversicherung (vgl. Pfaff, 2011, S.7).

Insgesamt wurden 621.000 Menschen in Pflegeheimen beschäftigt, wovon über die Hälfte Teilzeitkräfte waren (vgl. Pfaff, 2011, S.9).

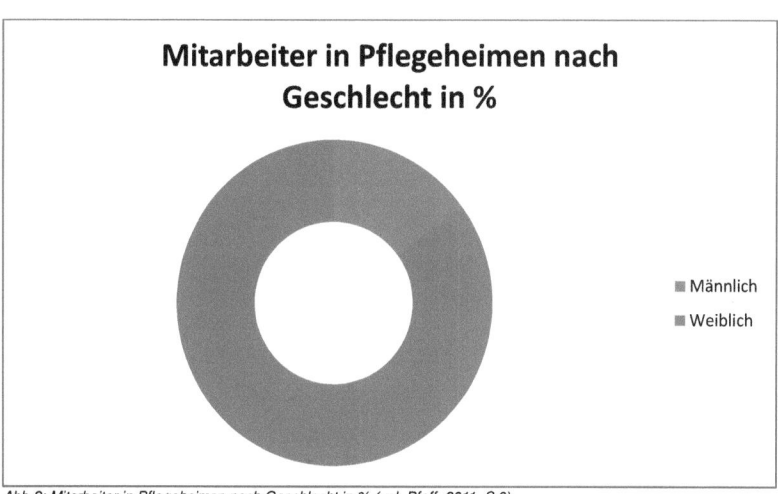

Abb.2: Mitarbeiter in Pflegeheimen nach Geschlecht in % (vgl. Pfaff, 2011, S.9).

Von den Gesamtbeschäftigten sind rund 3% für die reine zusätzliche Betreuung und Aktivierung der Pflegebedürftigen eingesetzt (vgl. Pfaff, 2011, S.13).

3.2 Demenzkranke in Deutschland

In Deutschland leben etwa eine Millionen Menschen mit einer Demenzerkrankung (Stand 2006) und jedes Jahr gibt es ca. 200.000

Neuerkrankungen.

Etwa zwei Drittel aller an Demenz erkrankten Personen sind Frauen. Dies ist durch die höhere Lebenserwartung von Frauen zu erklären (vgl. Lange / Ziese, 2006, S.33).

Da die Bevölkerung generell altert, wird sich die Zahl bis 2050 deutlich mehr als verdoppeln.

Im Osten Deutschlands wird sich die Zahl bis 2025 schon verdoppelt haben und die Zahl der professionellen Pflegefachkräfte fallen im Verhältnis deutlich kleiner aus. Das bedeutet, dass Lücken entstehen (vgl. Sütterlin / Hoßmann / Klingholz, 2011, S.6).

Derzeit überwiegt zwar noch die Häusliche Pflege, allerdings wird sich das durch zunehmende Belastungen der Familien ändern.

60% aller Pflegebedürftigen in deutschen Pflegeheimen leiden an Demenz. Parallel dazu wird sich die Lage verschlechtern, dass immer mehr Menschen mit einer Demenz in Pflegeheimen betreut werden müssen und genau hier wird der Bedarf an gut ausgebildeten Pflegekräften enorm ansteigen (vgl. Weyerer / Schäufele, 2004).

Am 16.11.2011 wurde die neue Pflegereform beschlossen, wo der Grundsatz „Ambulant vor Stationär" für Demenzkranke gestärkt werden soll.

Im Einzelnen bedeutet dies nun, dass die pflegenden Angehörigen mehr Unterstützung von staatlicher Seite erfahren soll. Es soll eine leichtere Teilnahme an Rehamaßnahmen, Pflege durch mehrere Personen und „mal eine Auszeit nehmen" gewährleistet werden (vgl. Die Bundesregierung, 2012).

3.3 Herausforderungen und Pflegeprobleme

Wer mit Demenzkranken Menschen konfrontiert wird, steht vor einigen Herausforderungen in der Pflege und im Umgang, aber auch vor einer großen Verantwortung diesen Menschen gegenüber.

Es gibt in Deutschland vereinzelt spezielle Einrichtungen für Demenzkranke, welche im Aufbau und im täglichen Ablauf darauf ausgerichtet sind, diesen Pflegebedürftigen einen gerechten und vor allem stressfreien Alltag zu ermöglich.

Demenzkranke leiden infolge Ihrer Erkrankung auch an weiteren Begleiterscheinungen.

Es gibt bei der Demenz nicht nur **psychische** Schädigungen wie der Verlust des Gedächtnisses, der Selbstachtung bis zur Verwahrlosung, Depressionen, Apathie und Wahn sondern auch soziale und körperliche Erscheinungen.

Im **sozialen** Bereich kann es zum Kommunikationsverlust bis zur Vereinsamung, Verhaltensstörungen z.b. Aggressivität und zur zunehmenden Abhängigkeit kommen. **Körperlich** können Demenzkranke an Verstopfung oder Inkontinenz, Fallneigung mit Frakturen, Immobilität mit Dekubitus, Thrombose, eingeschränkte Atmung mit Neigung zur Pneumonie, Schluckstörungen mit Gewichtsabnahme und Mangelernährung mit Widerstandslosigkeit und Infektanfälligkeit bei 40% der schwer Demenzerkrankten kommen (vgl. Grond, 2009, S.55).

Wie hier ersichtlich ist, stehen also die Pflegekräfte nicht nur vor der Herausforderung in psychischer Hinsicht sondern auch der körperlichen und sozialen.

Sie müssen dafür Sorge tragen, dass die Demenzerkrankten im Pflegeheim so angenehm und stressfrei leben und sich entfalten können.

Die Pflegekräfte fühlen sich häufig durch diese gestellten Forderungen und der Konfrontation mit verschiedenen Problemen und Krankheitsabläufen überfordert.

Durch die Demenz und damit verbundenen Störungen des Kurz- und Langzeitgedächtnisses hat der demenziell Erkrankte enorme

Wortfindungstörungen und einen verlangsamten Tagesverlauf.

Menschen mit einer demenziellen Erkrankung verlieren immer mehr die bewusste Kontrolle ihres Verhaltens und Handelns. Sie reagieren in vielen Situationen mit angeborenen und früheren Verhaltensmuster, welche aber nicht mehr unbedingt die heutigen gesellschaftlichen Normen decken.

Es fällt den Demenzkranken auch zunehmend schwerer einem Gespräch zu folgen. Sie brauchen länger um gehörtes zu verarbeiten und entsprechend zu reagieren oder verstehen es gar nicht mehr.

Es kann sogar so weit kommen, dass die Demenzkranken ihre verbale Kommunikation komplett einstellen.

Gerade nach einem Umzug in ein Pflegeheim haben demenziell Erkrankte Schwierigkeiten sich zu orientieren und zurechtzufinden.

Sie erkennen ihr eigenes Zimmer nicht und suchen daher meistens Orte mit mehreren Menschen auf oder folgen ihrem Geborgenheitsgefühl und stöbern in anderen Zimmern herum.

Ein weiteres Problem, welches bei demenziell Erkrankten auftritt, ist das „andere" Wahrnehmen des Körpers.

In der Regel können sie keine Schmerzen mehr genau lokalisieren und man kann dies häufig nur noch durch Beobachtung wahrnehmen.

Weiterhin ist auch die Zeit ein großes Problem.

Häufig wird die veranschlagte und bezahlte Zeit für die Grundpflege benötigt und somit fehlt die Zeit für Aktivierungs- und Beschäftigungsmaßnahmen.

Eine große Herausforderung ist auch das Laufen der Demenzerkrankten.

Durch Verständigungsprobleme kann es beim Demenzkranken zu Aggressionen kommen, die sich entweder gegen Gegenstände oder gegen den Gesprächspartner richten können. (vgl. Büche, 2007, S.22ff.).

Hier finden sich nun die großen Herausforderungen die Demenzkranken in ihrem Leben „abzuholen" wo sie sich sicher fühlen und für einen gewohnten und gut durchdachten Tagesablauf zu sorgen.

3.4 Ziele bei der Pflege von Demenzkranken

Um die Frage zu beantworten, was die Ziele bei der Pflege von Demenzkranken sind, kann man wohl ganz einfach sagen:

Ein menschliches und respektvolles Leben in Würde und Anerkennung der eigenen Identität.

Um aber zu wissen wie man dieses Ziel erreicht, sollte man ein Gerüst haben, welche Bedürfnisse ein Mensch in seinem Leben befriedigen muss, um diese Ziel zu erreichen.

Um Lösungsansätze für die Pflege von Demenzkranken festzulegen, müssen zuerst die Bedürfnisse und Wünsche von allen Menschen analysiert werden.

Der am 1. April 1908 geborene Abraham Maslow hat eine Pyramide erstellt, aus denen genau hervorgeht welches Bedürfnis gedeckt sein muss, um in der Pyramide weiter an die Spitze zu gelangen und somit ein erfülltes Leben zu leben.

Auf der untersten Stufe dieser Pyramide stehen die **physiologischen Bedürfnisse**. Diese umfassen das Ausscheiden, Ruhen, Schlafen, Schmerz zu vermeiden und Sex zu haben.

Sind diese Bedürfnisse gedeckt, geht es auf die nächste Stufe zu den **Bedürfnissen nach Schutz und Sicherheit.**

Hierzu zählen eine sichere Umgebung, Schutz, Sicherheit, Struktur und Ordnung. Als plastisches Beispiel kann man hier wohl einen sicheren Job, eine sichere Wohngegend und finanzielle Rücklagen nennen.

Soziale Bedürfnisse sind die nächste Stufe und hier finden sich Kommunikation, Freunde, Familie und Gruppenzugehörigkeit wieder.

Als nächstes ist die Stufe der **Bedürfnisse nach Wertschätzung** an der Reihe.

Hierbei geht es um die Selbstachtung. Hier unterscheidet Maslow eine niedrige und eine höhere Form. Die niedrige Form ist das Bedürfnis nach Ruhm, Ehre, Respekt von Anderen, Aufmerksamkeit und Würde.

Bei der höheren Form handelt es sich die Unabhängigkeit, Freiheit, Kompetenz, Leistung, Professionalität und Empfindung von Selbstvertrauen.

Bei den genannten drei Stufen handelt es sich nach Maslow um die primären Bereich. Sind alle Bedürfnisse in diesem Bereich gedeckt, fühlen wir nichts was fehlt. Fehlt es uns an etwas aus den Bereichen, dann empfinden wir ein Defizitgefühl.

Bei der letzten Stufe und somit auch die Spitze der Pyramide, handelt es ich um die Selbstverwirklichung oder auch Bedürfnisse des Seins.

Hierbei geht es darum > *Alles zu sein, was man sein kann!* <, sein komplettes Potenzial auszuschöpfen. Diese Spitze muss erhalten bleiben und kann sogar gestärkt werden (vgl. Boeree, 1998, S.3ff.).

Nach Maslows Theorie müssen also immer alle primären Bedürfnisse gedeckt werden, um der Selbstverwirklichung näher zu kommen und es macht Sinn. Stellt man sich nun einmal vor, dass man seinen Job mit einem riesigen Hungergefühl oder auch mit einem großem Defizit an Schlaf erfolgreich ausführen soll, wir jedem bewusst sein, dass dies nicht möglich sein wird.

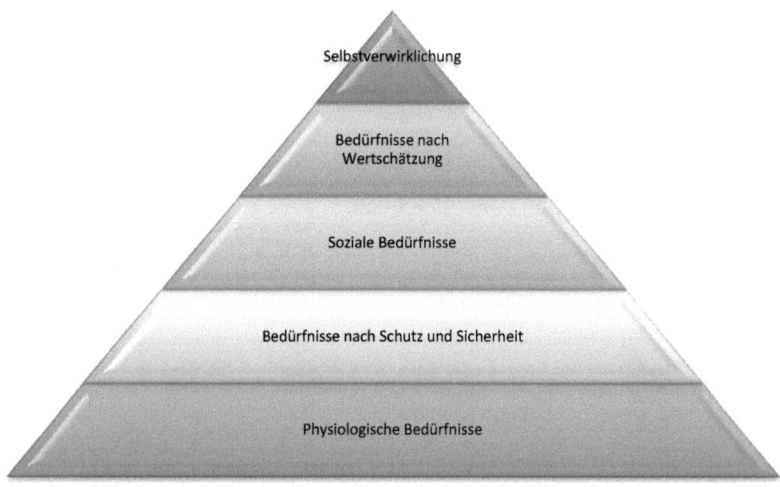

Abb.3: Bedürfnispyramide nach Maslow (eigene Darstellung)

3.5 Lösungsansätze für die Pflege Demenzkranker

3.5.1 Ansatz nach Maslow

Würde man nun diese Pyramide von Maslow auf Demenzkranke anwenden, würde dies bedeuteten, dass der demenziell Erkrankte zuerst das Bedürfnis des Hungers, Schlafens und Ruhens decken muss. Dann erreicht dieser die nächste Stufe des Schutzes und der Sicherheit, was in diesem Fall Orientierung, Gleichförmigkeit im Alltag und Routine beinhaltet.

Die sozialen Bedürfnisse werden durch Geborgenheit, Empathie, Nähe und Zuwendung gedeckt.

Andere Fähigkeiten des Demenzkranken und Erfolgserlebnisse decken das Bedürfnis nach Wertschätzung.

Wenn der Demenzkranke leben und sein kann wie er es möchte, dann wird auch die letzte Stufe – die Selbstverwirklichung – abgedeckt. Hier sollte er akzeptiert und verstanden werden (vgl. Büche, 2007, S.23).

3.5.2 Ansatz nach Kitwood

Tom Kitwood befasste sich nun genauer mit den Bedürfnissen von Demenzkranken und fand heraus, dass fünf Bedürfnissen eng miteinander verbunden sind und sich ergänzen.

Die Basis stellt „Liebe" dar.

Folgende fünf Bedürfnisse sollen aufgrund der Basis „Liebe" erfüllt werden:

- **Trost** – Nähe, Wärme, Schmerzlinderung, Zuneigung, Sicherheit gerade bei Verlust von Fähigkeiten
- **Bindung** – durch Bindung soll die Sicherheit entstehen. Gerade Demenzkranke erfahren durch neue Situationen viel Unsicherheit und damit steigt auch das Bedürfnis nach Sicherheit und Bindung an.
- **Einbeziehung** – Für alle Menschen ist es wichtig Teil einer Gruppe zu sein

– dazuzugehören. Demenzkranke ziehen sich häufig zurück und das Bedürfnis der Einbeziehung wird nicht mehr befriedigt. Dadurch können Demenzkranke Auffälligkeiten zeigen und umherwandern oder besonders klammern.

➢ **Beschäftigung** – Ob alleine oder in der Gruppe, der Mensch braucht Beschäftigung. Gerade bei Demenzkranken wurde beobachtet, dass sie geradezu nach Beschäftigung streben und aktiv sein wollen. Sie möchten sich nützlich machen. Durch intensive Biografiearbeit kann dem Bedürfnis der Beschäftigung entgegengewirkt werden.

➢ **Identität** – Demenzkranken ist der Blick in die Vergangenheit und somit auch der Blick auf die Ereignisse, die einen Menschen prägen und formen, nicht mehr komplett möglich. Jeder Mensch benötigt aber diesen Blick um zu sehen, wer er eigentlich ist. Um die Befriedigung der Identität bei Demenzkranken zu fördern, muss Biografiearbeit geleistet werden und dem Demenzkranken muss mit Empathie und Wertschätzung gegenübergetreten werden (vgl. Büche, 2007, S.23f.).

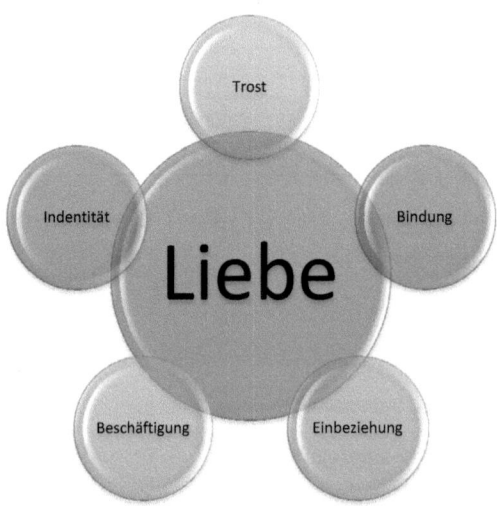

Abb.4: Grafik psychologischer Bedürfnisse nach Kitwood (vgl. Ortner, 2005)

Kitwood bezeichnete die Pflege von Menschen mit Demenz als eine der schwierigsten Aufgaben der Gesellschaft. Er wollte mit seinem Pflegeansatz erreichen, dass sich die Demenzkranken als „*Person*" erleben die sie sind und auch waren. Kitwood nahm an, dass die qualitative Versorgung über die medizinischen Maßnahmen hinausgehen muss.

Er wollte, dass die Menschen in der Umgebung nicht nur die Demenz wahrnehmen sondern auch hinter die Krankheit schauen. Er entwickelte seine Theorien Anfang der 1990er Jahre und stieß auf Kritik nachdem diese in Fachzeitschriften veröffentlicht wurden. Unter der Leitung von Kitwood wurde das Qualitätsinstrument DCM (Dementia Care Mapping) entwickelt und in die professionelle Pflege mit eingebracht. Anhand von Beobachtungen werden Aussagen über Tätigkeiten und Wohlbefinden der Bewohner mit Demenz in stationären Pflegeeinrichtungen getroffen und dem Pflegeteam zur Verfügung gestellt. Dadurch kann das Pflegeteam stärker und gezielter am „*Personsein*" des Betroffenen arbeiten. Mit diesem Ansatz, berührt Kitwood die Kernproblematik in der stationären Pflege von Demenzkranken (vgl. Ortner, 2005, S.3f.).

3.5.3 Ansatz nach Böhm

Der Wiener Erwin Böhm entwickelte den Ansatz des **psychobiographischen Pflegemodells**.

Der Grundsatz dieser Theorie ist Fördern zu Fordern. Das bedeutet, dass man den „Alten" nicht alles abnehmen soll sondern sie selbst machen lassen. Gerade dies sein nach Böhm die größte Schwierigkeit in der Pflege.

Böhm erklärte sein Modell anhand eines biographischen Lebensbaumes. Er meint, so wie ein Baum hätte der Mensch auch Wurzeln, einen Stamm und Äste die sich verzweigen. Die Wurzeln sein vor allem das Mitgebrachte (genetisch vererbtes Material), unsere Antriebe, Intuition, Familie und Familienkonstellation, Milieuprägung (Wir lernen von unseren Familien und wir lernen aus unserem Milieu). Der Stamm sei die Charakterbildung. Hier entstehen die Grundzüge unseres Handelns, unserer Einstellung, des Strebens und der Gesinnung. Nach Böhm werden Kinder in einer gesunden Familienkonstellation die Welt realistischer sehen, als Kinder einer kranken Familie. Der Mensch würde sich spiralförmig entwickeln und handle in der Folge nach kindlichen und erwachsenen Copings. Auch die Entstehung von Aggressionen (Eigen- und Fremdaggressionen), Depressionen und Minderwertigkeitsgefühlen können in unserem Stamm sitzen. Die Äste stellen nach Böhm das Verhalten und Handeln dar (vgl. Böhm, 1999, S.135ff.).

Warum ist Biographie nach Böhm nun so wichtig?

Im Laufe der Zeit veränderte sich die Pflege zu einer sogenannten W.s.s. – Pflege (Warm-satt-sauber-Pflege). Der Mensch und seine Geschichte wurde aufgrund Überforderung und ständigen Änderungen in der Pflege komplett nach hinten geschoben und geriet in Vergessenheit. Diese Änderungen und Verhaltenseinstellungen der Pflegekräfte und auch Ärzte führte zu einer Verschlechterung des Befindens der Demenzkranken und anderen psychisch auffallenden Betagten (vgl. Böhm, 1999, S.17).

Das psychobiographische Modell nach Böhm orientiert sich an den emotional, triebhaften Ressourcen der Kranken und nicht an den kognitiven Defiziten. Das Grundprinzip worauf das gesamte Modell aufbaut sei der Ausgangspunkt und die Betrachtungsweise, die thymopsychische Biographie. Das Pflegeziel sei das Motiv des Lebens beim Kranken wiederzubeleben. Nach Böhm hat ein Mensch, der kein Motiv mehr zum Leben hat, auch keine Lust mehr seine Beine zu bewegen, sich zu pflegen, keine saubere Wäsche mehr anziehen und auch nicht mehr aus dem Bett herauswollen. Es ginge primär um die Seele der Kranken, aber auch die Seele der Pflegekräfte durch fachliches Niveau. Um das Modell erfolgreich durchzusetzen müssen sich die Einstellungen und Arbeitsweisen der Pflegekräfte verändern.

Um das Motiv der Kranken zu konkretisieren sei es unbedingt notwendig, individuelle Biographiearbeit zu leisten (vgl. Böhm, 1999, S.18f.).

3.5.4 Ansatz nach Orem

Ein weiteres Pflegemodell entwickelte Dorothea Orem.
Der Grundsatz des Pflegemodells nach Orem die **Selbstpflege**. Ihr Modell hat weltweit an Popularität gewonnen. Mit dem Begriff „Selbst" geht es bei Orem um das Individuum, welches alle nötigen Dinge zum (Über-)Leben selbst übernimmt und hier seien nicht nur die physischen sondern auch die psychischen Bedürfnisse gemeint. Mit dem Begriff „Pflege" meint Orem die gesamten Aktivitäten, die ein Individuum einleiten muss, um am Leben zu bleiben.

Als „Selbstpflegend" sein ein Individuum erst zu bezeichnen, sobald es schafft:
1. Die Lebensprozesse und die Funktionsfähigkeit zu erhalten,
2. Eine normale Reifung, ein normales Wachstum und Entwicklung aufrechtzuerhalten,
3. Verletzungen und Krankheiten zu kontrollieren und vorzubeugen,
4. Behinderungen vorzubeugen oder zu kompensieren,
5. Das eigene Wohlbefinden zu fördern.

Selbstpflege setzt nach Orem voraus, dass die Menschen mit Vernunft handeln, um ihren Gesundheitszustand wahrzunehmen, und ihre Entscheidungskompetenz einsetzen, um ein angemessenes Vorgehen zu wählen (vgl. Cavanagh, 1997, S.18ff.).

Orem unterteilt die Aufgabe in der Pflege in fünf Kategorien ein:
- Für andere handeln,
- Andere anweisen oder leiten
- Psychische und körperliche Unterstützung bieten
- Eine Umgebung schaffen, die die Entwicklung und Pflegehandlungen persönlicher individueller Fähigkeiten unterstützt
- Andere unterrichten

(vgl. Cavanagh, 1997, S.40).

Ein Zusammenspiel aller Kategorien ermöglicht nach Orem eine erfolgreiche Pflege, die aus praktischem Handeln besteht. Viele Handlungen in der Pflege könne man verbinden. So sei es möglich, mit dem Kranken während der Grundpflege über die allgemein Pflege und Vermeidung von zukünftigen Verschlechterungen des Gesundheitszustandes zu sprechen. Eine effektive Beziehung zu dem Kranken, der Familie und allen Beteiligten in der Pflege müssen aufgebaut und erhalten werden. Es müsse eine ständige Kommunikation zwischen Kranken und anderen Personen stattfinden und die Prozesse der Pflege ggf. modifiziert werden (vgl. Cavanagh, 1997, S.41f.).

Kapitel 4
4.1 Reflexion der derzeitigen Situation in Pflegeheimen

Gerade Demenzkranke benötigen eine intensivere und anspruchsvollere Pflege und einen geregelten Tagesablauf.

Hier stellt sich nun die Frage, ob das Leben in einem Pflegeheim wirklich als „Wohnen" bezeichnet werden kann oder wird es einfach nur schön gesprochen und es handelt sich hier eher um eine „totale Institution"?

Seit längerer Zeit wird in den Medien immer wieder über die Missstände in deutschen Pflegeheimen berichtet, jedoch werden diese von vielen als plakativ und übertreiben empfunden. Allerdings weiß man heute, dass nur wenige Fälle an die Öffentlichkeit geraten und die Dunkelziffer wesentlich höher sein dürfte.

Pflegekräfte und Heimleitungen sind immer mehr überfordert und häufig nicht mehr den gesamten Herausforderungen in der Pflege gewachsen.

Es werden immer mehr Pflegeheim gebaut und gebraucht, aber auch die Zahl der Insolvenzanmeldungen von Pflegeheimen steigt weiter an.

Eine hohe Rate an Personalwechsel und auch Berufswechsel von Pflegekräften in den Heimen ist keine Seltenheit mehr. Vakante Stellen in den Heimen mit qualifiziertem Personal neu zu besetzen wird immer schwieriger.

Die Pflegekräfte klagen über Zeitdruck, zu viele Bewohner und zu wenig Pflegekräfte, gesundheitliche Verschlechterung der Bewohner, Kommunikationsschwierigkeiten mit den Bewohnern, Umgang mit Sterben und

Tod sowie Aggressionen von vereinzelten Bewohnern.

Von manchen Heimvertretern ist auch von der „optimalen Pflege" die Rede, wohin allerdings von den Trägern der Einrichtungen von Personalmangel gesprochen wird. Bekannt dürfte allerdings sein, dass eine optimale Pflege nur mit ausreichend und gut ausgebildetem Personal gewährleistet sein kann.

Untersuchungen seitens des Medizinischen Dienst der Krankenkasse (MDK) belegen, dass bei der derzeitigen Pflege keinesfalls von einer optimalen Pflege gesprochen werden kann.

Von 1996 bis 1999 wurden ca. 4000 Prüfungen durch den MDK durchgeführt und es wurden in fast allen Pflegeheimen erhebliche Mängel festgestellt. Betroffen sind vor allem die Bereiche beim Umgang mit Medikamenten, Dekubitusprophylaxe, Ernährung / Flüssigkeit, freiheitsbeschränkende Maßnahmen und Pflegedokumentation. Pflegekräfte leiden zudem noch unter zu wenig sozialer Anerkennung ihrer Leistung. Außerdem bleibt in den meisten Fällen keine Zeit das professionelle Handeln zu reflektieren (vgl. Hirsch, 2002, S.16ff.).

Kapitel 5

<u>5.1 Zusammenfassung und Empfehlung</u>

In dieser Hausarbeit wurden Lösungsansätze für die Pflege von Demenzkranken in stationären Pflegeeinrichtungen erarbeitet und analysiert.

Die Pflege steht gerade in der heutigen Zeit vor großen Herausforderungen, dies betrifft gerade die Pflege von Demenzkranken. Diese benötigen eine intensive und zielgerechte Betreuung und Pflege.

Die vorgestellten Pflegemodelle von Maslow, Kitwood, Böhm und Orem sind eine gute Hilfestellung und ein Leitfaden zur Pflege und Betreuung.

Das **Pflegemodell von Maslow** bietet einen Einblick und ein Verständnis zum Zusammenhängen von verschiedenen Bedürfnissen und wie diese aufeinander aufgebaut sind.

Das **Pflegemodell von Kitwood** stellt die Liebe als „Zentrale" in die Mitte und befasst sich mit fünf Bedürfnissen von Demenzkranken, die erfüllt werden sollten um den Demenzkranken eine bestmöglichste Lebensqualität zu bieten.

Das **Pflegemodell nach Böhm** besagt, dass es um das Fördern des Fordern geht. Das bedeutet man solle den Bewohnern eines Pflegeheimes nicht alles abnehmen sondern sie stattdessen mit einbeziehen.

Einen ähnlichen Ansatz findet sich auch in dem **Modell nach Orem**. Hier ist der Mittelpunkt die „Selbsthilfe" und der Einbezug von sämtlichen Personen und Verwandten des Pflegebedürften in die tägliche Betreuung und Pflege.

Die Zustände in den Pflegeheimen und die qualitative Pflege von Demenzkranken zeigt deutlich, dass hier angesetzt und eine Lösung gefunden werden muss.

Es sei jedoch an dieser Stelle darauf hingewiesen, dass es nicht „DAS" Pflegemodell gibt, sondern es je nach Pflegebedürftigen, Pflegekräften und Hausphilosophie variieren kann.

Welches Modell letztendlich angewendet wird ist reine Ansichtssache. Wichtig erscheint hier jedoch, dass alle Pflegekräfte zusammenarbeiten und konsequent und mit Geduld an einer guten Betreuung und Pflege arbeiten.

Es sollte in dieser Hausarbeit auch deutlich geworden sein, dass die Vergangenheit von Demenzkranken eine wesentliche Rolle / Position in der Gegenwart einnimmt.

Insofern muss konsequente und gründliche Biografiearbeit geleistet werden, um Demenzkranke in ihrem Handeln und der Art und Weise verstehen zu können.

Hier ist eine enge Zusammenarbeit auch mit den Angehörigen wichtig.

„Eine optimale Betreuungsform für alle Demenzkranken existiert nicht. Sowohl die materielle als auch soziale Umgebung muss laufend den Fähigkeiten und Defiziten der Betroffenen und ihrer inneren Realität angepasst werden"(Büche, 2007, S.17).

Literaturverzeichnis

- Boeree, G. (1998). Persönlichkeitstheorien – Abraham Maslow. Shippenburg University, USA.
- Böhm, E. (1999). Psychobiographisches Pflegemodell nach Böhm – Band I: Grundlagen. Wien: Verlag für medizinische Wissenschaften Wilhelm Maudrich.
- Büche, J. (2007). Demenz und Sterben – Wie kann der Sterbeprozess einem

  dementiell erkrankten Menschen gerecht gestaltet werden? Freiburg im Breisgau: Eigenverlag.
- Cavanagh, S. (1997). Pflege nach Orem. 2.verb. Auflage. Freiburg im Breisgau: Lambertus.
- Grond, E. (2009). Pflege Demenzkranker. 4.Auflage, Hannover: Brigitte Kunz Verlag.
- Hirsch, R. (2002). Forum SOZIAL. Am Ende Heim - Heim am Ende? Essen: Deutscher Berufsverband für Sozialarbeit, Sozialpädagogik und Heilpädagogik e.V.
- Lange, C./Ziese, T. (2006). Gesundheitsberichterstattung des Bundes – Gesundheit in Deutschland. Berlin: Robert Koch – Institut.
- O.V.: Bundesministerium für Gesundheit. Gesundheitspolitische Information Nr. 01/2012, Herausgeber: Bundesministerium für Gesundheit.
- O.V.: Der Brockhaus in einem Band. 9.Auflage, Leipzig: ADV – Augsburger Druck- und Verlagshaus.
- Ortner, S. (2005). Zum Begriff des Wohlbefindens dementer Menschen in der Theorie Tom Kitwoods. Ratingen: Eigenverlag.
- Pfaff, H. (2011). Statistisches Bundesamt Deutschland. Pflegestatistik 2009 – Pflege im Rahmen der Pflegeversicherung. 4.Bericht: Ländervergleich – Pflegeheime. Wiesbaden: Statistisches Bundesamt
- Prell, M. (2002). Psychobiographisches Pflegemodell nach Prof. Böhm. Nürnberg: Eigenverlag.

- Sütterlin, S./Hoßmann, I./ Klingholz, R.(2011). Demenz Report – Wie sich die Regionen in Deutschland, Österreich und der Schweiz auf die Alterung der Gesellschaft vorbereiten können. Berlin: Berlin – Institut für Bevölkerung und Entwicklung.

Verzeichnis der Internetquellen und sonstiger Quellen

- O.V.: Statistisches Bundesamt,
  http://www.destatis.de/jetspeed/portal/cms/Sites/destatis/Internet/DE/Content/Publikationen/Fachveroeffentlichungen/Sozialleistungen/Pflege/LaenderPflegeheime,templateId=renderPrint.psml, 06.02.2012.

- O.V.: Die Bundesregierung,
  http://www.bundesregierung.de/Content/DE/Artikel/2011/11/2011-11-16-eckpunkte-pflege.html, 13.02.2012.

- Weyerer S. / Schäufele M.(2004). PsyCONTENT,
  http://www.psycontent.com/content/x16855k68x52538h/, 13.02.2012.